BEI GRIN MACHT SICH IHR
WISSEN BEZAHLT

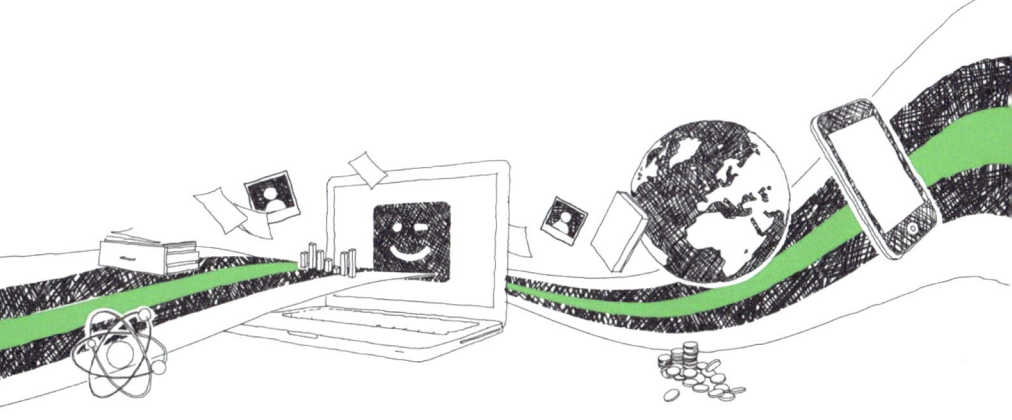

- Wir veröffentlichen Ihre Hausarbeit,
  Bachelor- und Masterarbeit

- Ihr eigenes eBook und Buch -
  weltweit in allen wichtigen Shops

- Verdienen Sie an jedem Verkauf

Jetzt bei www.GRIN.com hochladen
und kostenlos publizieren

Ida Krämer

Autismus im Erwachsenenalter

Psychiatrischer Behandlungsbericht aus der Arbeitstherapie

GRIN Verlag

Bibliografische Information der Deutschen Nationalbibliothek:

Die Deutsche Bibliothek verzeichnet diese Publikation in der Deutschen National-
bibliografie; detaillierte bibliografische Daten sind im Internet über http://dnb.d-
nb.de/ abrufbar.

Impressum:

Copyright © 2005 GRIN Verlag GmbH
Druck und Bindung: Books on Demand GmbH, Norderstedt Germany
ISBN: 978-3-638-76352-3

Dieses Buch bei GRIN:

http://www.grin.com/de/e-book/44942/autismus-im-erwachsenenalter

GRIN - Your knowledge has value

Der GRIN Verlag publiziert seit 1998 wissenschaftliche Arbeiten von Studenten, Hochschullehrern und anderen Akademikern als eBook und gedrucktes Buch. Die Verlagswebsite www.grin.com ist die ideale Plattform zur Veröffentlichung von Hausarbeiten, Abschlussarbeiten, wissenschaftlichen Aufsätzen, Dissertationen und Fachbüchern.

Besuchen Sie uns im Internet:

http://www.grin.com/

http://www.facebook.com/grincom

http://www.twitter.com/grin_com

Der vorliegende Bericht beschreibt meine Arbeit mit einem erwachsenen Autisten.

Hierbei handelt es sich nicht um Schülerarbeit, es ist auch kein Praktikumsbericht, sondern ein praxisorientierter Behandlungs- und Verlaufsbericht.

Der Bericht entstand, nachdem ich als Ergotherapeutin in eine neue Abteilung wechselte. In dem Bericht beschreibe ich die Entwicklung eines Patienten, der zu Beginn der Berichtserstellung 58 Jahre alt war und beschreibe die Entwicklungen der folgenden vier Jahre.

Um sie in der Ausbildung zur Ergotherapeut/In nutzen zu können, habe ich alle wichtigen Bereiche, (außer Sichtstunde) die für ein Praktikumsbericht relevant sind, berücksichtigt.

Psychiatrischer Behandlungsbericht aus der Arbeitstherapie (AT) der sich insbesondere an angehende Ergotherapeut/-innen, aber auch an Krankenschwestern oder auch pflegende Angehörige richtet.

Suchworte: Ergotherapie, Ergotherapeut/-in, Autismus, frühkindlicher Autismus, Behandlung, Therapie, Arbeitstherapie, AT

Zur Autorin:

Ich bin Ergotherapeutin, Kranken- und Kinderkrankenschwester. Ich arbeite seit 1996 als Gruppenleiterin in einer Werkstatt für psychisch Kranke und bin in der praktischen Ausbildung von Ergotherapie - Schülern tätig.

Inhalt

1.   Fallbeispiel

1.1   Allgemeine Daten des Patienten

Name:	Herr P
Alter:	58 Jahre bei Beginn der Berichtserfassung
Familienstand:	ledig
Wohnform:	Innenwohngruppe der *** Einrichtung, mit Ganztagsbetreuung
Arbeitszeit	in der WfbM: Mo. - Fr von 7:45 bis 15:30

1.2   Soziale Anamnese

Herr P. ist das erste Kind von Dreien der Familie. Herr P. lebt seit seiner Jugend ununterbrochen in der betreuten Einrichtung unseres Hauses. Die Eltern sind verstorben, zu Geschwistern hat er keinen Kontakt mehr. So beschränken sich seine sozialen Kontakte auf einen Mitbewohner der Wohngruppe, mit dem Herr P. einmal wöchentlich Musikkassetten hört, sowie Mitarbeiter und andere Beschäftigte der WfbM, wo er seit nunmehr 35 Jahren arbeitet. Herr P. nimmt von sich aus keinen Kontakt zu seinen Mitmenschen auf.

1.3   Medizinische Anamnese

In der medizinischen Anamnese gibt es keine schwerwiegende Erkrankungen, Unfälle oder Operationen. Auch Krankenhausaufenthalte sind in der Vergangenheit nicht notwendig gewesen. Herr P. leidet lt. Erstdiagnose vom Kinder- und Jugendpsychiater unter einem frühkindlichen Autismus mit mittelgradiger geistigen Behinderung. Diese Diagnosen wurden 1972, als eine erneute gründliche psychiatrische Untersuchung erfolgte, bestätigt. Herr P. leidet zudem unter autoaggressiven Ausbrüchen, die aber nicht so weit führen, dass er sich ernsthaft verletzt.

1.3.1   Autismus

Spätestens seit Rain Man ist dieses Krankheitsbild ziemlich bekannt geworden. Die Erkrankung beginnt schon als frühkindlicher Autismus, das heißt, dass die ersten Auffälligkeiten schon recht früh da sind. Die schwersten Probleme haben Autisten bei der Kontaktaufnahme und bei Beziehungen zu anderen Menschen, zur Umwelt oder auch Dingen, die Kommunikation ist mehr oder weniger stark gestört, die Wahrnehmung der Welt erfolgt in einer anderen Art und Weise, wie bei Menschen, die nicht autistisch sind. (Ich verwende den Vergleich mit "normalen" Menschen niemals, denn jeder nimmt die Welt anders wahr, und wer bestimmt, was "normal" ist?)

Da sowohl kognitive (denken) als auch sprachliche, motorische (bewegen), emotionale (empfinden) und interaktionale (miteinander) Funktionen betroffen sind, ist die Teilnahme am gesellschaftlichen Leben und die Eingliederung in die sozialen Gruppen (Primärgruppe: Familie, sekundär: Kindergarten, Schule, Gemeinschaft, usw.) oft sehr stark gestört. Autismus ist eine tiefgreifende Entwicklungsstörung mit einem vielfältigen Erscheinungsbild. Für die Diagnose müssen nach den modernen Klassifikationssystemen Auffälligkeiten in drei Bereichen vorhanden sein:

> ➤ Sprachentwicklung, verbale und nonverbale Kommunikation
> ➤ Soziale Interaktion
> ➤ Spielverhalten

Häufig können Über- und Unterempfindlichkeiten auf Licht, Geräusche oder Berührungen beobachtet werden. In den meisten Fällen treten die Symptome bereits in den ersten drei Lebensjahren auf. Autistische Störungen können von geistigen Behinderungen begleitet werden. Die Ursachen des Autismus sind bis heute nicht vollständig geklärt. Bei der Entstehung spielen mit Sicherheit mehrere Faktoren eine Rolle. Genetische Einflüsse und wahrscheinlich biologische Abläufe vor, während und nach der Geburt können die Entwicklung des Gehirns beeinträchtigen und die autistische Störung auslösen. Autismus entsteht bestimmt nicht durch familiäre Konflikte oder Erziehungsfehler und ist kein seelisches Leiden.

Häufigkeit

Bei vielen betroffenen Menschen, vor allem mit Mehrfachbehinderungen oder mit nur leicht ausgeprägtem autistischem Verhalten, wird es verpasst, die Diagnose "Autismus" zu stellen. Die Tendenz der Erkrankung ist steigend, nach heutigen Untersuchungen sind etwa 0,6% - 08% der Bevölkerung an Autismus Erkrankt.

Symptome

Auftretende Symptome können in qualitativ unterschiedlichen Ausprägungen und Beeinträchtigungen sowie in öfters auch individuell wechselnder Häufigkeit erscheinen

> ➤ besondere Vorliebe für konstruktive und anforderungsreiche Gedulds- und Kombinationsspiele
> ➤ kein kreatives Spielen und Beschäftigung meistens mit dem gleichen Spielzeug
> ➤ keine aktive Teilnahme an einer Gruppentätigkeit oder Gruppenspiel über längeren Zeitraum
> ➤ tägliche Gefahren werden nicht erkannt (Hund, Straßenverkehr...)
> ➤ unbegründete Ängste vor alltäglichen Dingen (Band eines Kassettenrekorders...)
> ➤ körperliche Nähe und Berührungen werden als unangenehm empfunden
> ➤ der Augenkontakt wird gemieden
> ➤ die Sprache fehlt oder wird nicht zur Kommunikation eingesetzt
> ➤ kein Interesse an anderen Menschen
> ➤ auffälliges Spielverhalten mit Neigung zu stereotypen Wiederholungen
> ➤ auffällige Hand- oder Körperbewegungen
> ➤ Faszination an drehenden oder sich bewegenden Dingen
> ➤ besondere Kenntnisse oder Leistungen in eingegrenzten Gebieten

Therapie

Es gibt nicht die Therapie für autistische Kinder. Je nach Ausprägung und Intensität der Symptome müssen die pädagogischen und therapeutischen Ansätze verschieden sein. Wichtig hierbei ist, das Kind ganzheitlich zu sehen und zu fördern. (Buchtipp: Autismus: Therapien im Vergleich. Weitere Buchempfehlungen s. unter Literaturhinweise am Ende des Berichtes) Je früher die Förderung einsetzt, um so größer sind die Aussichten auf eine Besserung der Symptome.

Das therapeutisch-pädagogische Handeln zielt besonders auf die Normalisierung von Wahrnehmungsstörungen, den Aufbau positiver menschlicher Beziehungen, die Entwicklung von Kommunikationsstrategien und den Abbau von Ängsten und Irritationen. Folgende Therapieformen werden als erfolgversprechend angesehen:

> Affolter-Therapie
> Bobath-Konzept
> Differentielle Beziehungstherapie
> Musiktherapie
> Psychotherapie
> Sensorische Integrationstherapie
> Sprachliche Förderung
> Verhaltenstherapie

1.4 Arbeitsanamnese / Berufsanamnese

Herr P. hat eine Sonderschule für geistig Behinderte in seinem Heimatort *** besucht. Dort hat er die elementaren Grundlagen des Lesens, Schreibens und Rechnens erlernt. Diese kann er auch heute noch anwenden. Nach der Schule wurde er in die Behindertenwerkstatt aufgenommen, wo er seit nunmehr über 35 Jahren in der gleichen Einrichtung ganztags tätig ist. Einen Beruf hat Herr P. nie erlernt. In der WfbM galt er lange Zeit als nicht förderbar, auch mit einfachsten Tätigkeiten überfordert und nicht lernfähig. Die letzten 15 Jahre webte er an einem kleinen Tischwebstuhl 10 cm breite Bänder.

1.5 Resümee der Anamnese

Herr P. leidet an einem frühkindlichen Autismus mit autoaggressiven Tendenzen bei Überforderung, sowie an einer mittelgradigen geistigen Behinderung. Es bestehen keine sozialen Kontakte außerhalb der Einrichtung, wo er wohnt und arbeitet.

2. Arbeitstherapeutische Befundaufnahme

2.1 Arbeitstherapeutischer Befund

Herr P arbeitet seit vielen Jahren in der Handweberei des Hauses. Die Arbeitsschritte des Webens auf einem kleinem Tischwebstuhl hat er internalisiert und führt sie routiniert und mit gutem Ergebnis aus. Das Ergebnis seiner Arbeit ist verwertbar, wenn auch hin und wieder Fehler darin enthalten sind. So werden die End- und Anfangsfäden nicht mit eingewoben sondern hängen am Rand des Gewebes lose heraus. Der Rand des Gewebes ist oft ungleichmäßig. Muster entstehen nur, wenn er Hilfeleistung bekommt, indem die Anleiterin verschiedene Schiffchen in verschiedenen Farben bewickelt. Herr P. webt dann die Schiffchen einfach leer. Andere Tätigkeiten sind zum Zeitpunkt x, als dieser Bericht begonnen wurde, nicht möglich. Eine gezielte Untersuchung der feinmotorischen Fähigkeiten ist auf Grund der Schwere des Krankheitsbildes nicht möglich und erfolgt lediglich über Beobachtungen.

Bei der Befunderhebung handhabte Herr P. das Schiffchen und den Webstuhl mit gutem Geschick. Leichte Einschränkungen bei der Kraftdosierung und der Feinmotorik zeigten sich beim Weben, das Webbild wies ungleichmäßigen Anschlag auf. Die Figur-Grund-Wahrnehmung scheint ebenfalls gestört zu sein, denn Herr P. steckt das Schiffchen manchmal nicht in das Fach, sondern darunter. Dieses Problem lernte er jedoch zu kompensieren, in dem er mit der anderen Hand ins Fach "gegengreift" und dem Schiffchen entgegenkommt.

Das Vorlassen der Kette bewältigt Herr P. selbständig. Ist die Kette leer, oder der Warenbaum voll, holt er dabei von sich aus keine Hilfe, sondern hört auf zu weben, sitzt vor- und-zurück schaukelnd vor dem Webstuhl und wartet mit zunehmender motorischer Unruhe, bis die Gruppenleiterin das Problem erkennt und löst. Ist die Gruppenleiterin nicht innerhalb kurzer Zeit da, oder anderweitig beschäftigt, steigert sich die Unruhe immer mehr, bis Herr P. anfängt, sich mit der Faust zu schlagen.

Bei den Grundarbeitsfähigkeiten zeigt sich Herr P. zuverlässig und pünktlich. Er kommt zu festen Zeiten, wenn in der Wohngruppe das Frühstück eingenommen wurde. Herr P. hat keine Fehlzeiten, auch keine krankheitsbedingte Ausfälle Mit seinem Urlaub kommt er bis Jahresende aus, die Urlaubsregelung wird in Absprache mit der Wohngruppe abgestimmt.

Zum Zeitpunkt der Abteilungsübernahme durch mich gibt es außer der Frühstücks- und Mittagspause in dieser Abteilung keine festen Pausenzeiten für die Beschäftigte, Pausen macht Herr P. wenn er es für nötig hält.

Außer Weben gibt es keine andere Tätigkeit für Herrn P.

Herr P. bekommt nach dem Mittagessen um 12:30 Uhr 1/2 Tablette Dipiperon. Diese wird im Medikamentenschrank aufbewahrt und von der Gruppenleiterin ausgehändigt, damit Herr P. sie nehmen kann. Ist die Gruppenleiterin zu exakt diesem Zeitpunkt noch nicht in die Gruppe zurückgekehrt oder hat sie frei und ein ZDL die Vertretung, so kommt es ebenfalls innerhalb kürzester Zeit zu den bekannten Ausbrüchen.

2.2 Interpretation des Befundes und daraus resultierende Problemstellung

Jeder Versuch einer Veränderung führt bei Herrn P. zur Überforderung und dadurch zur autoaggressiven Handlungen. Dadurch und durch die geistige Behinderung sind dem Arbeits- und Entwicklungsfähigkeiten von Herrn P. klare Grenzen gesetzt. Herr P. ist in seiner Welt isoliert. Er nimmt von sich aus keine Notiz von der Umwelt. Die einmal erlernte monotone Arbeit führt er seit Jahren ohne Veränderungen durch.

Durch die bevorstehende Umstrukturierung der Abteilung ist es unumgänglich, dass er gewisse Veränderungen in seiner Umgebung durchmachen muss. Diese sind durch äußere Faktoren bestimmt. Für ihn bedeutet dies, langjährig eingefahrene Rituale verändern zu müssen.

Herrn P. so behutsam wie möglich auf diese Veränderungen vorzubereiten und ihn dabei zu begleiten ist einer meiner Hauptaufgaben in der nächsten Zeit.

3. Zielsetzung

3.1 Angestrebtes Rehabilitationsziel mit Begründung

Herr P. soll weiterhin seine Arbeit in der Behindertenwerksatt ausführen. Er soll dabei an neue Arbeiten herangeführt werden. Er soll sich mit der veränderten Situation anfreunden und neue Strukturen akzeptieren. Dazu gehört auch die Veränderung des Arbeitsplatzes, der Umbau der Abteilung, Wechsel der Bezugsperson, die seit 15 Jahren die gleiche war sowie die Erweiterung des Handlungsspektrums von Herrn P. In Zukunft werden auch andere Arbeiten in der Abteilung gemacht, dies Erfordert eine gewisse Flexibilität und die Bereitschaft, sich auf Neues einzulassen.

Die Möglichkeiten und Potenziale, über die Herr P. verfügt, sollen erkundet und ausgebaut werden.

Ein weiteres Fernziel ist es, die Abhängigkeit von der Gruppenleiterin abzubauen und Herrn P. dadurch zu mehr Selbständigkeit zu verhelfen.

3.2 Mittelfristige Ziele

Reduzierung der autoaggressiven Ausbrüche
Hinführung zur Gruppe als Mitglied einer Gemeinschaft

3.3 Kurzfristige Ziele

Akzeptanz meiner Person als neue Bezugsperson in der Gruppe

3.4 Aufzeichnung des therapeutischen Weges

Ich lernte Herrn P vor etwa 4 Jahren kennenlernte. Er saß im großen Gruppenraum allein an einem kleinen Tischchen, mit dem Rücken zum Rest der Gruppe. Die lebhafte Unterhaltung, die zwischen den übrigen 13 Beschäftigten lief, berührte ihn nicht. Er blickte auch nicht auf, als ich als neue Gruppenleiterin vorgestellt wurde. Um ihn zu begrüßen, sind wir an seinen Tisch getreten und meine Kollegin sprach ihn direkt an. Herr P. war in seine Tätigkeit vollkommen vertieft - er hatte einen kleinen Webrahmen vor sich auf dem Tisch und bediente diesen mit akribischer Genauigkeit.

Später erfuhr ich, dass er seit etwa 15 Jahren an diesem Platz, an diesem Tisch mit dem Gesicht zur Wand arbeitete.

Beim Weben bewegte er den Oberkörper immer wieder vor und zurück, immer im Rhythmus des Webens - vor- und zurückwippen, einen Wollfaden einlegen, vor- und zurückwippen... usw. Zwischendurch hörte er auf zu arbeiten, blickte dann in die Ferne und verharrte minutenlang in einer Stellung.

Nach der äußeren Erscheinung wirkte Herr P. ca. 60 Jahre alt, etwa 160 groß und leicht übergewichtig. Die grauen Haare fettig und hätten einen Friseurbesuch dringend nötig gehabt, er war auch nicht sehr sorgfältig rasiert. Die Körperhaltung leicht zusammengefallen und nach vorne gebeugt. Bekleidet ist Herr P der Arbeitssituation angepasst mit sauberen Hosen und Pullovern.

Herr P. spricht in einfachen Worten, der Sprachfluss ist zum Teil abgehakt, zum Teil zu laut. Herr P. bemüht sich um eine deutliche Artikulation. Beim Sprechen beugt er sich stark nach vorne.

Zeitweise ist Herr P. vollkommen abwesend, er zeigt dabei einen Blick in die Ferne, er reagiert dann auch nicht auf Ansprache.

Bald lernte ich ihn besser kennen, da er den ganzen Tag zur Arbeit in die WfbM kam. Er ist immer pünktlich, den Weg legt er zu Fuß (fast 30 Minuten Fußweg) zurück. Unterwegs hat er bestimmte Ritualpunkte, z. B. hält er an der Telefonzelle kurz an, schaut einmal zurück, geht drei Schritte, bleibt erneut stehen, schaut nochmals zurück, legt dann den Rest des Weges mit energischen, großen Schritten zurück.

Bei Herrn P. ist auch die Intelligenz schwer beeinträchtigt. Er kennt Zahlen, kann seinen Namen schreiben und einfache Texte lesen, kennt die Uhr einigermaßen - und den Kalender. Dafür hat er ein phänomenales Datumsgedächtnis. Er kennt alle Termine, wann Ostern und Pfingsten sind, auch die Geburtstage aller (!) Gruppenteilnehmer kennt er. Er hat nie danach gefragt, aber da wir die Geburtstage feiern, hat er sich diese gemerkt. Wenn man irgend etwas nicht genau weiß, Herr P. sagt es wie aus der Pistole geschossen, er leiert die Daten wie auswendig gelernt herunter.

Bei unbekannten Dingen wird Herr plötzlich sehr unruhig. Situationen, die nicht in das feste Tagesprogramm passen, verunsichern ihn dermaßen, dass er immer aufgeregter wird.

Einmal bin ich mit unserer Besprechung, die wir immer Freitags bis zum Mittagessen machen, nicht ganz fertig geworden. Um Punkt 12 Uhr sprang Herr P. von seinem Stuhl auf, schob ihn geräuschvoll nach hinten und marschierte in Richtung Treppe. Ich bat ihn freundlich, aber bestimmt, sich noch eine Minute hinzusetzen, bis wir alle aufstehen. Herr P. drehte sich auf dem Absatz um, schnappte sich den Stuhl mit einem Schnauben, setzte sich, sprang augenblicklich geräuschvoll wieder auf, rannte bis zur Treppe, drehte sich um, rannte zu seinem Stuhl, aus dem Schnauben wurde ein undefinierbares, immer lauter werdendes Geräusch, er setzte sich, sprang auf - dabei immer lauter werdend, die Arme um sich werfend, als wollte er sich heftig umarmen, dann mit den Fäusten sich auf den Kopf einschlagend, dabei immer wieder zwischen seinem Stuhl und der Treppe hin und her rennend.

Die Situation eskalierte, an ein ruhiges Beenden der Gruppe war längst nicht mehr zu denken.

Es blieb mir nichts anderes übrig, als Herrn P. zu sagen, die Gruppe sei beendet, wir gehen jetzt alle zum Essen. Offensichtlich hat ihn meine Bitte, noch eine Minute zu warten, so verunsichert, dass er dadurch aus dem gewohnten Ritual fiel, und immer wieder zwischen den beiden Dingen hin- und her pendelte.

Einiger Zeit später machten wir mit der ganzen WfbM einen Ausflug, gemeinsam ging es an den Neckar. Auf dem Schiff war viel los, allein unsere Gruppe umfasste über 70 Personen, auch viele andere Reisende waren dort. Es gab Kaffe und Kuchen, und ein offensichtlich überforderter Kellner versuchte, alle zu bedienen, er war jedoch allein.

Herr P. bestellte energisch "Kaffe, Kuchen und ein großes Spezi". Wie ich später erfuhr, gibt es NIE nichts, was ihn von dieser Bestellung abbringen kann! Herr P. hatte Glück, seine Bestellung fand Gehör, denn wir saßen so ziemlich in der Nähe der Kuchentheke.

Herr P. aß den Kuchen, trank den Kaffee (immer ein Kännchen Haag, Gott bewahre, wenn´s keine Kännchen oder keinen Haag gibt!) und trank sein Spezi, alles mit hunderttausendmal eingeübten Bewegungen.

Das sah dann beim Spezi in etwa so aus:

Glas in die rechte Hand, leicht vorbeugen, ein Schluck trinken, Glas fast auf dem Tisch absetzen, einmal mit dem Oberkörper wippen, Glas wieder zum Mund führen, ein Schluck trinken - usw., bis das Glas leer war.

Und dann wurde es schwierig.

Alles war verputzt, Herr P. rief laut: "Herr Ober, zahlen!"

Nichts geschah, denn der überlastete Herr Ober hörte ihn nicht. Als er sich einmal mit einem vollem Tablett an unserem Tisch an den stehenden Gästen vorbeischlängelte, rief Herr P. erneut "Herr Ober, zahlen!", seine Unruhe wuchs. Ich versuchte ihm zu erklären, dass alles bestens in Ordnung sei, der Herr Ober gleich zum Kassieren käme.

Aber das hörte Herr P. nicht mehr. Als er sah, dass der "Herr Ober" sich von unserem Tisch weiter entfernte, ohne sein Geld angenommen zu haben, machte sein innerer Schalter "klick", und mein sonst auch spärlicher Zugang zu ihm war versperrt, er hörte mich nicht mehr. Er rief immer lauter, schnaubte und stieß merkwürdige Laute hervor. Da wir sehr beengt saßen, war es ihm schwierig, seinen Ritual der Autoaggression abzuspulen, das machte ihn noch aufgeregter. Als der Ober in weiter Ferne endlich wieder auftauchte, mahnte ich ihn zur Eile, er möge sich sputen, den aufgeregten Gast SOFORT abzukassieren, wenn er keine Katastrophe erleben will. Endlich begriff er, erkannte den Ernst der Lage und ließ Herrn P. zahlen... Noch lange danach schimpfte Herr P. in abgehakten Sätzen, immer wieder das gleiche wiederholend - böser Ober - böser Ober - böser---

4. Durchführung der geplanten arbeitstherapeutischen Behandlung

Entwicklungen

Allmählich lernte ich ihn besser kennen und fand heraus, in welchen Situationen er mit solchen Autoaggressiven Ausbrüchen reagierte. Ich stellte dabei fest, dass er durchaus in der Lage war, winzig kleine Veränderungen ohne Ausbrüche zu ertragen, wenn ich ihn vorher gut darauf vorbereitete. Irgendwann wurden wir vor das Problem gestellt, dass unsere Abteilung außer den Webaufträgen zunehmend auch andere Arbeiten zugeteilt bekam. Für viele der Beschäftigten eine willkommene Abwechslung. Nicht so für Herrn P. Also mußte ich sehr behutsam vorgehen, ich wußte auch nicht, würde er, nachdem er 15 Jahre lang am selben Tischchen mit dem Rücken zur Gruppe gesessen und seine Webarbeit gemacht hat, jemals irgend etwas anderes lernen?

Es hat fast 6 Wochen gedauert, aber wir haben es geschafft!!!

Zunächst drehte ich seinen Tisch inkl. Webrahmen um eine Vierteldrehung, so dass er nicht mehr mit dem Rücken, sondern mit der Seite zu uns saß. Gespannt wartete ich auf seine Reaktion. Als er am Morgen die Veränderung bemerkte und das bekannte Ritual fast begann, drang meine Erklärung wohl doch zu ihm durch. Ich erklärte immer wieder in kurzen Sätzen, dass er so besser sehen kann, da das Licht vom Fenster so auf seine Arbeit besser einfällt. Es grenzte für mich schon an ein Wunder - er flippte nicht aus! Der erste Schritt war getan, und viele sollten folgen.

Nach einer Woche hatte er sich an den zurechtgerückten Tisch gewöhnt. Als nächsten Schritt setzte ich mich zu ihm. Nur so, ohne etwas zu sagen, ohne etwas zu tun, saß einfach 5 Minuten bei ihm, an dem Tisch, den er 15 Jahre lang unverändert sein nannte. Die Unruhe war da, er flippte aber nicht aus. So verlängerte ich also die Zeiten, die ich an seinem Tisch sitzend verbrachte.

Nach einer weiteren Woche nahm ich mir Arbeit mit. Es handelte sich dabei um Dichtungsringe, die zum Zählen immer 25 auf ein genau abgemessenes Holzstäbchen aufgesteckt, und anschließend in einen kleinen Zellophanbeitel gefüllt wurden. Eine sehr einfache Tätigkeit, die von den übrigen Beschäftigten schon nach kurzer Zeit mit Begeisterung erlernt und auch gemacht wurde.

Herr P. beachtete die Utensilien etwas mißtrauisch, ließ mich aber gewähren. Also saßen wir nun zu zweit an diesem mini - Tisch, er wob und ich steckte Dichtungsringe auf die Zählstäbchen Jeden Tag ein wenig mehr, bis zu einer Stunde.

Irgendwann räumte ich etwas mehr von meinem Material auf unseren gemeinsamen Tisch und es wurde eng. Also rückten wir den Webrahmen etwas weiter an den Rand, so weit es ging. Das heißt, Herr P. rückte auf meine Bitte hin etwas mit seinen Sachen Richtung Tischkante.

So arbeiteten wir noch einige Tage, hin und wieder sprach ich mit Herrn P. über einfache Dinge, über das Wetter, über kommende Feiertage, über die Arbeit.

Ja, über die Arbeit, aber darüber sprach nur ich. Über das Wetter und über die Feiertage sprach Herr P.

Und irgendwann betrachtete er unverhohlen interessiert, was ich da machte. Ich fragte ihn, ob er mir mal einen Ring auf das Holzstäbchen aufstecken könnte? Er nahm ohne zu zögern, steckte das Teil sehr sorgfältig auf das Stöckchen. Ich lobte ihn, gut gemacht, ein zweites?

Und Herr P. steckte. Als das Zählstöckchen voll war, nahm er, als hätte er das schon immer getan, einen Beutel und füllte die Dinger geschickt hinein, verschloss diesen wie ein Reißverschluss funktionierenden Beutel ohne Probleme. Ich staunte nicht schlecht, offensichtlich hat er die Arbeit sehr genau beobachtet und konnte sie auch ausführen. Also schoben wir den Webrahmen bis an den äußersten Rand des Möglichen, nun steckten wir gemeinsam, aber jeder für sich auf ein eigenes Stäbchen, eine ganze Stunde lang! Dann, auf einmal sagte Herr P., "so, das reicht jetzt, ich will wieder weben!"

Am nächsten Tag erklärte ich ihm, dass der Tisch sehr klein sei, und wir mehr Platz bräuchten, daher würde ich seinen Webrahmen auf das Regal hochstellen, er könne jederzeit weiter weben, wenn er möchte, er solle mir nur sagen, wann, dann stelle ich ihn wieder runter. So geschah es auch, wir arbeiteten den halben Vormittag ohne Probleme.

Nun ließ ich ihn hin und wieder mit der Arbeit allein. Würde er auch dann weiter arbeiten? Ich verließ für kurze Zeit den Tisch und beobachtete ihn. Er arbeitete sorgfältig weiter, meine Abwesenheit schien ihm gleichgültig.

Integration

Fünf Wochen sind vergangen seit meinem ersten zaghaften und zweifelnden Versuch. Herr P. konnte jetzt mehrere Stunden am Tag Dichtungsringe stecken, Nachmittags wob er meistens. Es wurde Zeit für den nächsten Schritt. So stellte ich nun einen weiteren Tisch zu "unserem" dazu. Herr P. akzeptierte es, und er flippte auch nicht aus, als ich einen anderen, sehr ruhigen Beschäftigten mit an den Tisch setzte. So bauten wir allmählich und unwahrscheinlich langsam ein Steinchen nach dem anderen seiner Mauer ab. Im nächsten Schritt schob ich seinen Tisch ein kleines Stückchen in Richtung Gruppentisch, bis wir alle gemeinsam um den großen Tisch herum saßen und Herr P. unterschied sich in nichts von den anderen mit dem, was er tat.

Veränderungen

Irgendwann passierten immer wieder kleine Veränderungen mit Herrn P. Ich habe viel von ihm gelernt, aber auch er hat ein wenig Vertrauen zu mir gefasst. Hin und wieder beteiligte er sich an einigen Gesprächen am Tisch mit kurzen Kommentaren. Er fing an, Morgens zurück zu grüßen, auch am Nachmittag, wenn wir alle Feierabend hatten. Zeitweise fängt er an zu lachen. Ganz ohne Grund, er strahlt dann über's ganze Gesicht. Wenn ich ihn frage, worüber er sich denn so freut, sagte er, "Über kleine Kätzchen, über weiße Bettdecken, über Sterne am Himmel..."

Später bekamen wir immer wieder andere Arbeiten. Es gab immer wieder auch mal Situationen, wo ich ihn überschätzt habe und er autoaggressiv wurde, aber diese Gelegenheiten wurden immer seltener. Während er früher täglich mehrmals ausflippte, passiert es derzeit vielleicht einmal in einem Vierteljahr.

Selbständigkeit

Ein großes Problem war Herrn P.´s Abhängigkeit von der Gruppenleiterin. Mir ist aufgefallen, dass Herr P. immer sehr zuverlässig an die Einnahmezeit seiner Tablette dachte - aber schnell aggressiv wurde, wenn er seine Tablette aus irgend einem Grund nicht sofort bekam. So wurde als nächstes Nahziel die selbständige Medikamenteneinnahme anvisiert. Ich bat Herrn P., mich am nächsten Tag an die Einnahme zu erinnern und er dachte auch daran. So wurde sein Ritual also etwas abgeändert, bis ich sicher gehen konnte, dass er tatsächlich zuverlässig an die Einnahme dachte. Nach etwa 14 Tagen trafen wir die Absprache mit der Wohngruppe, dass sie Herrn P. die Mittagsmedikation in einer Dosette mitgeben und er sie in meinem Beisein nehmen soll. Auch diese Vorgehensweise wurde von Herrn P. akzeptiert. Nach einiger Zeit sagte ich Herrn P. kurz vor der Mittagspause, dass ich nach der Pause erst etwas später wiederkommen werde, er aber zur gewohnten Zeit seine Tablette allein einnehmen dürfte, auch wenn ich nicht da bin. Nach meinem Rückkehr sagte mir Herr P. als erstes ganz stolz, er habe seine Tablette ganz allein genommen!

Seither nimmt Herr P. die Mittagsmedikation völlig selbständig und zuverlässig allein ein.

5. Zusammenfassende Auswertung der Behandlung bzgl. Planung und Durchführung

Als ich Herrn P. übernahm, hatte ich nicht geahnt, welche Entwicklungen Herr P. durchmachen kann. Ich habe damit gerechnet, dass er, wenn überhaupt, nur sehr, sehr kleine Fortschritte machen könnte, da er sein Leben lang kaum eine Förderung erfahren hat. Auch waren und sind mir die Grenzen von Herrn P. sehr bewusst. Dennoch hat er es mehrmals geschafft, mich zu verblüffen. Er hat Dinge gelernt und Veränderungen akzeptiert, die früher niemand für möglich gehalten hätte. Dieser Bericht bezieht sich auf einen Zeitraum von etwa 4 Jahren, also für einen Entwicklungsbericht sehr langen Zeitraum, den man normalerweise nur miterleben kann, wenn man in einer Abteilung arbeitet, aber nicht währen der Ausbildung, da die Praktikumszeit von 3 Monaten kaum dafür ausreicht, um solche Entwicklungen zu erleben.

Herr P. heute

Herr P. kommt weiterhin pünktlich und zuverlässig, er hat keine Fehlzeiten. Die mittlerweile eingeführten festen "kleinen" Pausenzeiten hält er akribisch genau ein.

Herr P. nimmt an der täglichen Gymnastik Vor- und Nachmittags teil.

Auch komplexere Arbeitsgänge bewältigt Herr P., wenn ich ihm die Einarbeitungszeit in ganz, ganz kleine Portionen einteile, Arbeitsgänge in einzelne Handgriffe zerlege und allmählich zusammenfüge und aufbaue, und ihm dabei sehr viel Zeit lasse. Er ist in der Lage, jede Arbeit, die bei uns in der Gruppe gemacht wird, zu machen. Er ist dabei sorgfältig und kontinuierlich.

Er kommt Morgens in die Gruppe, begrüßt jeden mit Namen und reicht als erster die Hand zum Gruß! Er nimmt an Gruppenaktivitäten teil, freut sich auf diese, wenn wir vorher oder hinterher darüber sprechen.

Herr P. singt sehr gerne, häufig singt er in der Adventszeit Weihnachtslieder, oft fallen die anderen Gruppenmitglieder ein und singen mit. Auch bei der Weihnachtsfeier singt Herr P. im Chor mit.

Kommt eine neue Praktikantin oder ZDL in die Abteilung, wird sie/er von Herrn P. aufgeregt begrüßt, er wiederholt den gehörten Namen, wenn er ihn nicht gleich verstanden hat. Er interessiert sich dafür, wer das ist, und wie lange sie/er bleibt. Auch diese werden dann jeden Morgen mit Namen und Handschlag begrüßt.

Er hat natürlich weiterhin seine Krankheit und ich weiß sehr wohl, wo seine Grenzen liegen und versuche, diese niemals zu verletzen.

Herr P. geht bald in Rente, aber er möchte weiterhin in die Werkstatt kommen.

6. Vorschläge für weiteres therapeutisches Vorgehen innerhalb der AT und flankierende Maßnahmen

Im Sommer wird Herr P. in Rente gehen. Das wird wieder eine große Veränderung sein, aber Herr P. hat gelernt, mit Veränderungen besser umzugehen. Er reagiert nicht mehr so heftig darauf. Wir haben bereits jetzt mit den Vorbereitungen begonnen. Neulich haben wir uns darüber unterhalten, dass er nach seinem nächsten Geburtstag Rentner sein wird. Und dass er dann nicht mehr zur Werkstatt kommen muss. Ängstlich fragte er, ob er uns dennoch mal besuchen dürfte. Nachdem er von uns die Versicherung erhalten hat, dass er jederzeit willkommen ist, hat er sich beruhigt.

Im Januar werden wir beginnen, die Arbeitszeit stundenweise immer weiter zu reduzieren. Zunächst Morgens, dann Nachmittags. Immer im Wechsel. Gleichzeitig wird er auf Wohngruppe zunehmend in die tagesstrukturierenden Maßnahmen eingebunden, die dort angeboten werden. Ich halte es auch für sinnvoll, Herrn P. die Möglichkeit zur regelmäßigen Gymnastik zu schaffen, und die Kontakte zu der Gruppe in der Werkstatt nicht ganz abreißen zu lassen. Da Herr P. sehr gerne singt, wäre die Teilnahme in einem Chor zu überlegen.

Herr P. ein Jahr nach Abschluss des Berichtes

Seit 5 Monaten ist Herr P. in Rente. Die Vorbereitung auf diese doch sehr große Umstellung erfolgte ebenfalls sehr behutsam und kleinschrittig. Nach vorbereitenden Gesprächen reduzierten wir die Arbeitszeit in sehr kleinen Schritten immer mehr. Parallel wurde das Freizeitangebot der Gruppe im Heim erweitert. So kam Herr P. für ca. 3 Wochen erst um 9:00 zur Werkstatt, nach weiteren 3 Wochen wurde die Arbeitszeit am Nachmittag immer weiter gekürzt, so dass er nur noch 2 - 3 Stunden am Tag in die Werkstatt kam.

Seit seinem 65. Geburtstag, den wir gemeinsam als Abschluss feierten, kommt Herr P. einmal wöchentlich in die Werkstatt, um den Kontakt zu erhalten. Er ist dabei sehr fröhlich, erzählt aus seinem Alltag und führt mit offensichtlicher Freude kleinere Arbeiten aus, die in der WfB anfallen. Verabschiedet er sich, betont er immer, dass er am nächsten Wochenende erneut zu Besuch kommt und er sich darauf freut...

7.   **Selbstreflektion zur Arbeit mit dem Patienten**

Ich habe erkannt, dass es nie zu spät ist, um Veränderungen zu bewirken. Man muss nur dazu bereit sein und Zeit und Geduld haben. Ich habe auch Zeit benötigt, bis ich seine Grenzen kennengelernt habe, bis ich die kleinen Zeichen erkannte, wann die Überforderung begann, ab welchen Zeitpunkt ich ihn nicht mehr fordern durfte, sondern nur noch schützen mußte.

Es kam in der Gruppe immer wieder zu Situationen, in denen ich die Gruppe darum bat, auf diese Zeichen zu achten und seine Grenzen zu akzeptieren. So wurde Herr P. zu einem vollwertigen Mitglied der Gruppe - trotz seiner Behinderung und trotz seiner Defizite. Andere Gruppenmitglieder haben herausgefunden, womit sie Herrn P. "erreichen" können - wie zum Beispiel das gemeinsame Singen, oder durch die Frage nach einem bestimmten Datum.

Durch Herrn P. habe ich sehr viel über autistisches Verhalten gelernt.

Literaturempfehlungen:

B.Rollet / U.Kastner-Koller
"Praxisbuch Autismus"
Preis: € 29,95
Erschienen: 2. Auflage (überarbeitet) 2001
Urban & Fischer Verlag
ISBN 3-437-21480-2
Dieses Buch ist z.Zt. das beste zum Thema Autismus, was auf dem Buchmarkt erhältlich ist.

Michaela Weiß
"Autismus: Therapien im Vergleich"
Preis: € 18.50
Erschienen: 2002
Wissenschaftsverlag Volker Spiess, Edition Marhold
ISBN 3-89166-997-6
Die Autorin bietet mit diesem Buch einen aktuellen Überblick über die Vielzahl unterschiedlicher Therapiemöglichkeiten bei Autismus.

Michael Kusch / Franz Petermann

Entwicklung autistischer Störungen
aus der Reihe "Klinische Kinderpsychologie"
€uro 32,95
Hogrefe Verlag f. Psychologie
ISBN: 3-8017-1444-6
Dieses Buch ist wirklich empfehlenswert